Autocuidado emocional para mulheres negras

Descubra como aumentar a auto-estima, silenciar a crítica interior, superar a ansiedade e dominar as emoções para uma cura e confiança duradouras

ALINA ROBERTSON

Isenção de responsabilidade

As informações fornecidas neste livro são apenas para fins educacionais e informativos. Não se destina a substituir aconselhamento, diagnóstico ou tratamento médico profissional. Sempre procure o conselho de seu médico ou outro profissional de saúde qualificado com qualquer dúvida que possa ter sobre uma condição médica.

O autor e o editor deste livro não fazem representações ou garantias quanto à precisão, aplicabilidade ou integridade do conteúdo deste livro. O autor e o cditor se isentam de qualquer responsabilidade ou perda relacionada ao uso deste livro.

O leitor assume total responsabilidade pelo uso das informações fornecidas neste livro. O autor e o editor não serão responsabilizados por quaisquer danos ou perdas decorrentes do uso ou uso indevido das informações aqui contidas.

ÍNDICE

Introdução

No mundo acelerado de hoje, onde as demandas de nosso tempo e energia parecem intermináveis, priorizar o bem-estar emocional é essencial para a saúde e felicidade geral. Para as mulheres negras, navegar pelas complexidades da vida muitas vezes pode parecer uma batalha difícil, agravada por injustiças sistêmicas, pressões sociais e expectativas culturais. Neste livro, nos aprofundamos no tópico crítico do autocuidado emocional, especificamente adaptado às experiências e necessidades das mulheres.

Compreendendo a importância do autocuidado emocional

O autocuidado emocional não é apenas uma indulgência, mas um aspecto vital para manter a saúde holística. Envolve reconhecer, honrar e abordar nossas necessidades emocionais para promover resiliência, paz interior e autocompaixão. Ao priorizar o bem-estar emocional, as mulheres negras podem navegar melhor pelos vários desafios que encontram, sejam eles pessoais, profissionais ou sociais.

Reconhecendo os desafios únicos enfrentados pelas mulheres negras

as mulheres enfrentam uma infinidade de desafios únicos que podem prejudicar sua saúde emocional. Desde lidar com o racismo e a discriminação sistémicos até à gestão de identidades que se cruzam, como raça, género e estatuto socioeconómico, os fardos podem parecer esmagadores. Além disso, as expectativas da sociedade muitas vezes impõem exigências irrealistas às mulheres negras para que sejam fortes, resilientes e abnegadas, deixando pouco espaço para vulnerabilidade ou autocuidado. Reconhecer e reconhecer esses desafios é o primeiro passo para a elaboração de estratégias eficazes para resiliência emocional e bem-estar.

Cultivando a autoconsciência

A autoconsciência é a base da inteligência emocional e um componente essencial do autocuidado emocional. Envolve desenvolver uma compreensão profunda de nossos pensamentos, sentimentos, comportamentos e gatilhos. Ao cultivar a autoconsciência, as mulheres negras podem obter insights sobre seu mundo interior, reconhecer padrões de pensamento e comportamento e fazer escolhas conscientes que apoiam seu bem-estar. Nesta seção, exploramos dois aspectos principais do cultivo da autoconsciência: explorar emoções e gatilhos pessoais e identificar e desafiar padrões de pensamento negativos.

Explorando emoções e gatilhos pessoais
Um dos primeiros passos para cultivar a autoconsciência é explorar nossas emoções pessoais e entender o que as desencadeia. Para as mulheres negras, as emoções podem

ser complexas e multifacetadas, muitas vezes influenciadas tanto por experiências individuais quanto por fatores sociais mais amplos. Reservar um tempo para reconhecer e validar nossas emoções, sem julgamento ou supressão, é crucial para o bem-estar emocional.

Para explorar nossas emoções, podemos começar praticando a atenção plena e sintonizando nossas sensações físicas, pensamentos e sentimentos no momento presente. Isso pode ser tão simples quanto respirar fundo algumas vezes, fechar os olhos e trazer nossa atenção para dentro. Ao observar nossas emoções sem apego ou reação, podemos começar a desenvolver uma compreensão mais profunda de nossa paisagem interior.

Além disso, o diário pode ser uma ferramenta poderosa para explorar emoções. Escrever nossos pensamentos e sentimentos nos permite externalizá-los, ganhar perspectiva e identificar padrões ou temas recorrentes. Podemos nos fazer perguntas como "O que estou sentindo agora?" e "Quais eventos ou situações desencadearam essas emoções?" Ao identificar os gatilhos específicos que provocam respostas emocionais, podemos nos preparar melhor para enfrentar situações semelhantes no futuro.

Além disso, buscar o apoio de amigos de confiança, familiares ou profissionais de saúde mental pode fornecer informações e validação valiosas. Compartilhar nossas emoções com outras pessoas permite que nos sintamos ouvidos, compreendidos e apoiados, promovendo um sentimento de conexão e pertencimento.

Identificando e desafiando padrões de pensamento negativo

Além de explorar nossas emoções, cultivar a autoconsciência envolve identificar e desafiar padrões de pensamento negativos que contribuem para o sofrimento emocional. Padrões de pensamento negativo, também conhecidos como distorções cognitivas, são formas habituais de pensar que são irracionais, inúteis e muitas vezes imprecisas. Distorções cognitivas comuns incluem pensamento em preto e branco, catastrofização e personalização.

Para identificar padrões de pensamento negativos, podemos praticar a autorreflexão e a introspecção. Prestar atenção ao nosso diálogo interno e perceber temas ou mensagens recorrentes pode nos ajudar a identificar padrões de pensamento distorcidos. Por exemplo, podemos nos pegar pensando em tudo ou nada, como acreditar que, se cometermos um erro, seremos um fracasso total.

Depois de identificarmos padrões de pensamento negativos, podemos começar a desafiá-los examinando as evidências e considerando perspectivas alternativas. Isso envolve fazer perguntas como "Esse pensamento é baseado em fatos ou suposições?" e "Que evidências eu tenho para apoiar ou refutar esse pensamento?" Ao avaliar criticamente nossos pensamentos, podemos desenvolver interpretações mais equilibradas e realistas de nós mesmos e de nossas experiências.

Além disso, praticar a autocompaixão e a autovalidação é essencial para desafiar padrões de pensamento negativos. Em vez de nos criticarmos duramente por nossos pensamentos e sentimentos, podemos adotar uma atitude compassiva e compreensiva. Podemos nos lembrar que é natural experimentar uma série de emoções e que nosso valor não é determinado por nossos pensamentos ou deficiências percebidas.

Cultivar a autoconsciência é uma prática poderosa que capacita as mulheres a se compreenderem em um nível mais profundo, navegarem por suas emoções com maior facilidade e fazerem escolhas que se alinhem com seus valores e prioridades. Ao explorar emoções e gatilhos pessoais e identificar e desafiar padrões de pensamento negativos, as mulheres podem desenvolver a resiliência e a autocompaixão necessárias para prosperar diante dos desafios da vida.

Nutrindo a autocompaixão

A autocompaixão é um aspecto fundamental do autocuidado emocional, especialmente para mulheres que muitas vezes enfrentam pressões sociais, estereótipos e injustiças sistêmicas que podem corroer seu senso de autoestima e pertencimento. Nutrir a autocompaixão envolve tratar-se com bondade, compreensão e aceitação, independentemente das circunstâncias externas. Nesta seção, exploramos duas estratégias principais para nutrir a autocompaixão: abraçar e celebrar a identidade e a beleza negra e praticar o perdão e abandonar a culpa.

Abraçando e celebrando a identidade e a beleza negra

Abraçar e celebrar a identidade e a beleza negra é uma parte essencial para nutrir a autocompaixão das mulheres negras. Num mundo que muitas vezes marginaliza ou ignora as vozes e experiências negras, é crucial que as mulheres negras afirmem o seu valor e valor a partir de dentro. Abraçar a identidade negra envolve reconhecer e honrar a riqueza e a diversidade da cultura, história e herança negra.

Uma maneira de abraçar a identidade negra é cultivar um sentimento de orgulho pelas próprias raízes e ancestrais. Isso pode envolver aprender sobre a história, tradições e contribuições negras para a sociedade, e conectar-se com práticas e comunidades culturais. Ao abraçar a sua identidade cultural, as mulheres podem desenvolver um forte sentimento de pertença e auto-estima, baseado num profundo apreço por quem são e de onde vêm.

Além disso, celebrar a beleza negra envolve rejeitar os padrões de beleza eurocêntricos e abraçar diversas representações de beleza. As mulheres negras vêm em todas as formas, tamanhos e tons, e cada indivíduo é inerentemente bonito à sua maneira única. Ao celebrar suas características naturais, estilos de cabelo e tons de pele, as mulheres podem desafiar as normas sociais e afirmar seu valor e beleza inerentes.

Além disso, cercar-se de representações positivas da excelência e conquistas negras pode reforçar sentimentos de orgulho e autoestima. Isso pode envolver a busca de mídia, literatura e obras de arte que celebrem as vozes e experiências negras e a amplificação das vozes negras em seus círculos pessoais e profissionais. Ao edificar e apoiar umas às outras, as mulheres podem criar uma cultura de celebração e empoderamento que nutre a autocompaixão e a resiliência.

Praticando o perdão e abandonando a culpa

Praticar o perdão e abandonar a culpa é outro aspecto essencial para nutrir a autocompaixão das mulheres negras. Muitas vezes, as mulheres carregam o peso do trauma intergeracional, da opressão sistêmica e das expectativas sociais, que podem se manifestar como sentimentos de culpa, vergonha e indignidade. Aprender a perdoar a si mesmo e aos outros é uma prática poderosa que pode libertar as mulheres negras dos fardos do passado e cultivar a paz interior e a cura.

O perdão envolve liberar ressentimento, raiva e amargura em relação a si mesmo e aos outros e, em vez disso, escolher estender a compaixão e a compreensão. Este pode ser um processo desafiador, especialmente quando enfrentamos uma dor profunda e uma traição. No entanto, ao reconhecer que guardar rancores apenas perpetua o sofrimento, as mulheres negras podem começar a deixar o passado para trás e criar espaço para cura e crescimento.

Além disso, perdoar a si mesmo é uma parte essencial da autocompaixão. as mulheres podem lutar contra sentimentos de inadequação ou autoculpa devido a pressões e expectativas sociais. No entanto, é importante reconhecer que todos cometem erros e experimentam contratempos, e que o fracasso é uma parte natural da experiência humana. Ao praticar o autoperdão, as mulheres podem cultivar um senso de autoaceitação e valor, independentemente de ações ou deficiências passadas.

Nutrir a autocompaixão envolve abraçar e celebrar a identidade e a beleza negra, praticar o perdão e se livrar da culpa. Ao afirmar seu valor e valor inerentes e liberar os fardos do passado, as mulheres podem cultivar um profundo senso de autocompaixão e resiliência que as sustenta em sua jornada em direção ao bem-estar emocional e à realização.

Construindo relacionamentos de apoio

Construir relacionamentos de apoio é vital para o autocuidado emocional, proporcionando às mulheres a rede necessária de amor, compreensão e empoderamento. Nesta seção, exploramos dois aspectos principais da promoção de relacionamentos de apoio: navegar nas amizades, na dinâmica familiar e no apoio comunitário, e estabelecer limites e defender suas necessidades.

Navegando por Amizades, Dinâmicas Familiares e Apoio Comunitário

Navegar nos relacionamentos com amigos, familiares e membros da comunidade pode impactar significativamente o bem-estar emocional de uma mulher. Cultivar amizades de apoio com indivíduos que elevam, validam e compreendem as próprias experiências é essencial para promover um sentimento de pertencimento e conexão.

Cercar-se de uma comunidade diversificada e inclusiva que celebra a diversidade e capacita seus membros pode fornecer uma fonte valiosa de força e resiliência.

Além das amizades, navegar na dinâmica familiar pode apresentar desafios e oportunidades únicas de crescimento. as mulheres podem vivenciar tensões ou conflitos dentro de suas famílias devido a diferenças de valores, crenças ou perspectivas geracionais. No entanto, manter uma comunicação aberta e honesta, estabelecer limites saudáveis e praticar a empatia e a compreensão pode ajudar a enfrentar esses desafios e fortalecer os laços familiares.

Além disso, buscar apoio de organizações comunitárias, grupos culturais ou comunidades espirituais pode fornecer fontes adicionais de apoio e validação. Envolver-se em atividades e iniciativas que se alinhem com os valores e interesses de alguém pode promover um sentimento de pertencimento e propósito, ao mesmo tempo que se conecta com indivíduos que pensam como você e que compartilham experiências e aspirações semelhantes.

Estabelecendo limites e defendendo suas necessidades

Estabelecer limites e defender as próprias necessidades é crucial para manter relacionamentos saudáveis e satisfatórios. as mulheres muitas vezes enfrentam a expectativa de serem fortes, abnegadas e infinitamente solidárias, o que pode levar ao esgotamento e ao ressentimento se suas próprias necessidades forem consistentemente negligenciadas ou desconsideradas.

Definir limites envolve comunicar claramente os próprios limites, preferências e expectativas nos relacionamentos e defender-se de forma assertiva. Isso pode envolver dizer não a solicitações ou demandas que excedam a capacidade, expressar desconforto ou insatisfação com determinados comportamentos ou interações e priorizar o autocuidado e o bem-estar.

Além disso, defender as próprias necessidades envolve reconhecer e valorizar o próprio valor e as contribuições, e afirmar-se em espaços onde a voz e as experiências podem ser marginalizadas ou silenciadas. Isto pode envolver a defesa da igualdade de oportunidades e representação, o desafio de práticas ou políticas discriminatórias e a defesa de uma mudança sistémica que beneficie as mulheres e as comunidades.

Concluindo, construir relacionamentos de apoio envolve navegar por amizades, dinâmica familiar e apoio comunitário, além de estabelecer limites e defender as próprias necessidades. Ao cultivar relacionamentos que elevam, validam e capacitam, e defendendo-se de forma assertiva e confiante, as mulheres negras podem criar uma rede de apoio e validação que as sustenta em sua jornada em direção ao bem-estar emocional e à realização.

Lidando com o estresse e a ansiedade

Estresse e ansiedade são experiências comuns para muitos indivíduos, e as mulheres negras, em particular, podem enfrentar estressores únicos devido ao racismo sistêmico, discriminação de gênero e pressões sociais. Lidar com o estresse e a ansiedade é essencial para manter o bem-estar emocional e a resiliência. Nesta seção, exploramos estratégias para gerenciar os estressores diários e lidar com a ansiedade e os ataques de pânico.

Estratégias para gerenciar estressores diários

Gerenciar os estressores diários é crucial para prevenir o estresse crônico e seus efeitos negativos na saúde física e emocional. As mulheres negras podem encontrar uma variedade de fatores estressantes em suas vidas diárias, incluindo pressões de trabalho, responsabilidades familiares, preocupações financeiras e injustiças sociais. A implementação de estratégias eficazes de gerenciamento do estresse pode ajudar a aliviar a tensão e promover uma sensação de calma e equilíbrio.

Uma estratégia para gerenciar os estressores diários é priorizar atividades de autocuidado que promovam relaxamento e rejuvenescimento. Isso pode incluir praticar exercícios regularmente, praticar meditação consciente ou desfrutar de hobbies e atividades que tragam alegria e realização. Fazer pausas ao longo do dia para recarregar e reiniciar pode ajudar a prevenir o esgotamento e aumentar a resiliência diante de fatores estressantes.

Além disso, é essencial desenvolver mecanismos de enfrentamento saudáveis para lidar com o estresse. Isso pode envolver a busca de apoio social de amigos, familiares ou grupos de apoio, expressar emoções por meio de meios criativos, como escrita ou arte, ou praticar técnicas de relaxamento, como respiração profunda ou relaxamento muscular progressivo. Ao desenvolver um kit de ferramentas de estratégias de enfrentamento, as mulheres podem navegar com eficácia pelos estressores diários e construir resiliência ao longo do tempo.

Além disso, cultivar um ambiente de apoio em casa e no local de trabalho pode ajudar a mitigar os estressores e criar uma sensação de segurança e pertencimento. Isso pode envolver estabelecer limites com indivíduos tóxicos, defender as próprias necessidades e direitos e buscar espaços inclusivos que valorizem a diversidade e a equidade. Construir uma forte rede de apoio de indivíduos de confiança que oferecem validação, incentivo e assistência prática pode fornecer uma proteção contra o estresse e promover o bem-estar emocional.

Lidando com ataques de ansiedade e pânico

Os ataques de ansiedade e pânico podem ser experiências avassaladoras que perturbam a vida diária e causam sofrimento significativo. As mulheres negras podem ser particularmente vulneráveis à ansiedade devido a injustiças sistêmicas, traumas raciais e expectativas sociais. Lidar com a ansiedade e os ataques de pânico envolve a implementação de estratégias de enfrentamento para controlar os sintomas e a busca de apoio profissional quando necessário.

Uma estratégia eficaz para lidar com a ansiedade é praticar técnicas de relaxamento que promovam uma sensação de calma e relaxamento. Isso pode incluir exercícios de respiração profunda, relaxamento muscular progressivo ou imagens guiadas. Ao praticar essas técnicas regularmente, as mulheres podem reduzir a intensidade dos sintomas de ansiedade e recuperar a sensação de controle sobre as emoções do ar.

Além disso, desafiar padrões de pensamento negativo e distorções cognitivas é essencial para controlar a ansiedade. as mulheres podem experimentar racismo internalizado ou conversa interna negativa que agrava sentimentos de ansiedade e insegurança. Ao identificar e desafiar esses pensamentos distorcidos, os indivíduos podem reformular suas perspectivas e desenvolver interpretações mais equilibradas e realistas de si mesmos e de suas experiências.

Além disso, buscar o apoio profissional de um terapeuta ou conselheiro pode fornecer ferramentas e técnicas valiosas para controlar a ansiedade e os ataques de pânico. A terapia cognitivo-comportamental (TCC) é particularmente eficaz no tratamento de transtornos de ansiedade, pois ajuda os indivíduos a identificar e modificar padrões de pensamento e comportamentos desadaptativos. A terapia também pode fornecer um espaço seguro e de apoio para processar emoções difíceis, explorar traumas subjacentes e desenvolver estratégias de enfrentamento adaptadas às necessidades individuais.

Lidar com o estresse e a ansiedade é essencial para manter o bem-estar emocional e a resiliência. Ao implementar estratégias para gerenciar os estressores diários e lidar com a ansiedade e os ataques de pânico, as mulheres podem cultivar uma sensação de calma, equilíbrio e poder em suas vidas. Buscar o apoio de indivíduos e profissionais de confiança pode fornecer recursos e orientações adicionais para enfrentar os desafios e promover o bem-estar geral.

Cura de Trauma

O trauma, seja histórico ou interpessoal, pode ter efeitos profundos e duradouros no bem-estar emocional de um indivíduo. Para as mulheres negras, o legado do racismo sistémico, da discriminação de género e do trauma intergeracional pode manifestar-se em várias formas de sofrimento psicológico. A cura do trauma envolve compreender suas raízes, buscar ajuda profissional e terapia e envolver-se em práticas de autocuidado que promovam a cura e a resiliência.

Compreendendo o trauma histórico e interpessoal

Trauma histórico refere-se às feridas emocionais e psicológicas cumulativas experimentadas por indivíduos ou comunidades como resultado de opressão sistêmica, colonização, escravidão ou outras formas de injustiça histórica. Para as mulheres negras, o trauma histórico abrange o impacto duradouro da escravidão, da segregação e da discriminação racial contínua na saúde mental e no bem-estar. Isso inclui a transmissão de traumas entre gerações, bem como a normalização da violência, da injustiça e da desigualdade dentro da sociedade.

Os traumas interpessoais, por outro lado, referem-se a experiências traumáticas que ocorrem nas relações pessoais, como abuso físico ou sexual, violência doméstica ou negligência na infância. As mulheres negras podem ser desproporcionalmente afetadas por traumas interpessoais devido a fatores que se cruzam, como raça, gênero e status socioeconômico. Além disso, a interseccionalidade da opressão pode exatar os efeitos do trauma, levando a formas complexas e interligadas de sofrimento psicológico.

Compreender as raízes do trauma histórico e interpessoal é essencial para a cura, pois fornece contexto para as experiências e emoções que surgem. Reconhecer o impacto da injustiça e da discriminação sistêmica na saúde mental permite que os indivíduos validem suas experiências, se conectem com outras pessoas que compartilham lutas semelhantes e defendam a mudança sistêmica.

Procurando ajuda profissional e terapia
Buscar ajuda profissional e terapia é um passo crucial na cura de traumas e na recuperação do senso de agência e bem-estar. A terapia fornece um espaço seguro e confidencial para os indivíduos explorarem suas experiências, processarem emoções difíceis e desenvolverem estratégias de enfrentamento para gerenciar sintomas de trauma.

Existem várias abordagens terapêuticas que podem ser eficazes no tratamento de traumas, incluindo terapia cognitivo-comportamental (TCC), terapia comportamental dialética (TCD), dessensibilização e reprocessamento de movimentos oculares (EMDR) e terapia informada sobre trauma. Essas abordagens se concentram em ajudar os indivíduos a compreender a conexão entre seus pensamentos, emoções e comportamentos e a desenvolver habilidades para regular emoções, gerenciar gatilhos e construir resiliência.

Além disso, a terapia culturalmente competente é essencial para mulheres negras que buscam apoio para questões relacionadas ao trauma. Terapeutas culturalmente competentes entendem os contextos culturais, sociais e históricos únicos que moldam as experiências de trauma das mulheres e podem fornecer intervenções e apoio culturalmente relevantes. Isso pode incluir a incorporação de perspectivas, rituais e tradições afrocêntricas na terapia e a abordagem de questões de raça, identidade e empoderamento dentro do processo terapêutico.

Além disso, a terapia de grupo e os grupos de apoio podem ser recursos valiosos para indivíduos que se recuperam de traumas. Conectar-se com outras pessoas que passaram por desafios semelhantes pode reduzir sentimentos de isolamento e vergonha, fornecer validação e compreensão e oferecer oportunidades de apoio e crescimento mútuos. A terapia de grupo permite que os indivíduos compartilhem suas experiências, aprendam com as perspectivas dos outros e pratiquem novas habilidades de enfrentamento em um ambiente de apoio e empatia.

A cura do trauma envolve compreender as raízes do trauma histórico e interpessoal, buscar ajuda profissional e terapia e envolver-se em práticas de autocuidado que promovam a cura e a resiliência. Ao reconhecer o impacto do trauma na saúde mental, ao aceder a apoio culturalmente competente e ao conectar-se com outras pessoas que partilham experiências semelhantes, as mulheres podem recuperar o seu sentido de agência e bem-estar e embarcar numa jornada de cura e empoderamento.

Abraçando a resiliência e o empoderamento

Abraçar a resiliência e o empoderamento é essencial para você, como mulher, navegar pelos inúmeros desafios e adversidades que pode encontrar na vida. A resiliência envolve sua capacidade de se recuperar de contratempos, adaptar-se às mudanças e prosperar diante das adversidades. O empoderamento, por outro lado, consiste em reconhecer seu valor, seu arbítrio e sua capacidade de efetuar mudanças positivas em sua vida e em sua comunidade. Nesta seção, exploramos dois aspectos principais para abraçar a resiliência e o empoderamento para você: extrair força de sua herança cultural e resiliência e cultivar confiança e assertividade.

Extraindo força do patrimônio cultural e da resiliência

Como mulher, você tem uma rica herança cultural e uma história de resiliência que pode servir como fonte de força e inspiração em tempos desafiadores. Baseando-se na sabedoria, nas tradições e na resiliência de seus ancestrais, você pode cultivar um sentimento de orgulho, identidade e pertencimento que o sustenta durante as adversidades.

Uma maneira de extrair força de sua cultura é aprender e celebrar a história, as conquistas e as contribuições negras para a sociedade. Explore as conquistas de mulheres líderes, artistas, ativistas e inovadoras e reconheça sua resiliência diante da opressão e da adversidade sistêmicas. Ao se conectar com as histórias e experiências de seus antepassados, você poderá encontrar inspiração e validação para suas próprias lutas e triunfos.

Além disso, participar de práticas e tradições culturais pode proporcionar uma sensação de conexão e base em momentos de estresse ou incerteza. Participe de eventos culturais, festivais ou cerimônias, pratique rituais como contar histórias, música ou dança e conecte-se com tradições espirituais ou religiosas que ressoam com suas crenças e valores. Ao se envolver com o patrimônio cultural de maneiras significativas, você pode cultivar um sentimento de pertencimento e empoderamento que fortalece sua resiliência e senso de identidade.

Além disso, a construção de redes de apoio dentro da comunidade negra pode fornecer recursos valiosos e solidariedade em momentos de necessidade. Conecte-se com outras mulheres que compartilham experiências e valores semelhantes para compartilhar sabedoria, oferecer apoio mútuo e defender o empoderamento coletivo e a mudança social. Ao permanecermos unidos em solidariedade, vocês podem amplificar suas vozes, desafiar injustiças sistêmicas e criar uma sociedade mais equitativa e inclusiva para as gerações futuras.

Cultivando confiança e assertividade

Cultivar a confiança e a assertividade é essencial para você, como mulher, enfrentar desafios, perseguir seus objetivos e defender suas necessidades e direitos. A confiança envolve acreditar em suas habilidades, valor e potencial, enquanto a assertividade envolve expressar-se com confiança e respeito, defender suas necessidades e limites e defender-se diante da adversidade.

Uma maneira de cultivar a confiança é desafiar as crenças autolimitantes e o diálogo interno negativo que prejudicam seu senso de autoestima e potencial. Você pode internalizar mensagens sociais que perpetuam estereótipos, síndrome do impostor ou sentimentos de inadequação. Ao reconhecer essas crenças como falsas e reformulá-las com declarações afirmativas e fortalecedoras, você pode cultivar uma mentalidade mais positiva e resiliente.

Além disso, definir e atingir metas, por menores que sejam, pode aumentar a confiança e a autoeficácia ao longo do tempo. Divida as metas em etapas gerenciáveis, comemore o progresso e aprenda com os contratempos. Ao fazer isso, você pode desenvolver um senso de competência e domínio que aumenta sua confiança e resiliência.

Além disso, praticar a assertividade envolve expressar-se com confiança e respeito nas interações interpessoais, estabelecer limites saudáveis e defender suas necessidades e direitos. Você pode enfrentar desafios únicos para se afirmar devido a expectativas sociais, estereótipos ou medos de reação ou rejeição. No entanto, a assertividade é uma habilidade que pode ser aprendida e praticada ao longo do tempo por meio de treinamento de assertividade, exercícios de dramatização e estabelecimento de metas pequenas e alcançáveis para um comportamento assertivo.

Concluindo, abraçar a resiliência e o empoderamento envolve extrair força da sua herança cultural e resiliência e cultivar confiança e assertividade. Ao conectar-se com a sabedoria e resiliência de seus ancestrais, construindo redes de apoio dentro da comunidade negra e desafiando crenças autolimitantes, você pode cultivar um senso de orgulho, identidade e agência que o sustenta através da adversidade e o capacita a criar mudanças positivas. em sua vida e comunidade.

Praticando rituais de autocuidado

Praticar rituais de autocuidado é essencial para você, como mulher, priorizar seu bem-estar e nutrir mente, corpo e espírito. O autocuidado envolve reservar intencionalmente tempo e espaço para nutrir-se, recarregar energias e cultivar um senso de equilíbrio e harmonia em sua vida. Nesta seção, exploramos dois aspectos principais da prática de rituais de autocuidado: incorporar práticas físicas, mentais e espirituais e criar uma rotina de autocuidado personalizada que atenda às suas necessidades e preferências exclusivas.

Incorporando práticas físicas, mentais e espirituais

Incorporar práticas físicas, mentais e espirituais em sua rotina de autocuidado permite que você aborde seu bem-estar holístico e cultive uma sensação de integridade e vitalidade.

-Práticas Físicas: O autocuidado físico envolve cuidar do corpo por meio de movimento, alimentação e descanso. Pratique exercícios regulares que você goste, seja ioga, dança ou uma caminhada na natureza. Priorize nutrir seu corpo com alimentos nutritivos que abasteçam sua energia e apoiem sua saúde geral. Certifique-se também de priorizar o descanso e o relaxamento, dormindo o suficiente todas as noites e fazendo pausas ao longo do dia para recarregar as energias.

-Práticas Mentais: O autocuidado mental envolve nutrir sua mente e emoções, reduzir o estresse e promover clareza mental e resiliência. Pratique a meditação mindfulness para cultivar a consciência do momento presente e reduzir a ansiedade e o estresse. Participe de atividades que estimulem sua mente e criatividade, como ler, registrar um diário ou resolver quebra-cabeças. Estabeleça limites com a tecnologia e as mídias sociais para proteger seus espaços mentais e concentre-se em atividades que lhe tragam alegria e realização.

-Práticas Espirituais: O autocuidado espiritual envolve conectar-se com sua sabedoria interior, propósito e senso de significado e pertencimento. Envolva-se em práticas espirituais que ressoem com suas crenças e valores, seja oração, meditação ou passar tempo na natureza. Conecte-se com sua comunidade espiritual ou procure mentores e guias espirituais que possam apoiá-lo em sua jornada de autodescoberta e crescimento. Cultive a gratidão e o apreço pelas bênçãos em sua vida, promovendo um sentimento de abundância e realização.

Criando uma rotina de autocuidado personalizada

Criar uma rotina de autocuidado personalizada permite que você adapte suas práticas de autocuidado para atender às suas necessidades, preferências e estilo de vida exclusivos. Ao projetar intencionalmente uma rotina que apoie o seu bem-estar, você pode cultivar maior resiliência, vitalidade e alegria em sua vida.

-Identifique suas necessidades: comece refletindo sobre seu estilo de vida atual e identificando áreas onde você poderia se beneficiar com mais autocuidado. Você está se sentindo fisicamente exausto e precisando de mais descanso? Você está enfrentando altos níveis de estresse e ansiedade e precisa de mais autocuidado mental? Você está se sentindo desconectado de sua prática espiritual e precisando de mais nutrição espiritual? Faça um balanço de suas necessidades e prioridades para orientar sua rotina de autocuidado.

-Estabeleça metas realistas: defina metas realistas e alcançáveis para sua rotina de autocuidado, levando em consideração sua agenda, recursos e níveis de energia. Comece aos poucos e ganhe impulso gradualmente ao longo do tempo, adicionando novas práticas ou rituais conforme você se sentir pronto. Seja gentil e compassivo consigo mesmo, reconhecendo que o autocuidado é uma jornada contínua de descoberta e crescimento.

-Experimente e explore: reserve um tempo para experimentar diferentes práticas e rituais de autocuidado para ver o que ressoa em você. Esteja aberto para experimentar novas atividades e abordagens, mesmo que a princípio elas pareçam fora de sua zona de conforto. Preste atenção em como cada prática faz você se sentir e se ela lhe traz uma sensação de nutrição, alegria e realização.

-Priorizar a consistência: A consistência é fundamental quando se trata de praticar o autocuidado. Reserve um tempo dedicado todos os dias ou semanas para se envolver em seus rituais de autocuidado, tornando-os uma parte inegociável de sua rotina. Considere criar um cronograma ou planejador de autocuidado para ajudá-lo a se manter organizado e responsável por seus objetivos de autocuidado.

-Ouça sua intuição: confie na sua intuição e ouça as dicas do seu corpo para orientar sua rotina de autocuidado. Preste atenção ao que é nutritivo e reabastecedor para você e honre suas necessidades e limites de acordo. Seja flexível e adaptável, ajustando suas práticas de autocuidado conforme necessário com base nas mudanças nas suas circunstâncias ou prioridades.

Concluindo, praticar rituais de autocuidado é essencial para priorizar o seu bem-estar e nutrir a mente, o corpo e o espírito como mulher. Ao incorporar práticas físicas, mentais e espirituais em sua rotina e criar uma rotina de autocuidado personalizada que atenda às suas necessidades e preferências exclusivas, você pode cultivar maior resiliência, vitalidade e alegria em sua vida. Lembre-se de ser gentil e compassivo consigo mesmo ao longo do caminho, honrando sua jornada de autodescoberta e crescimento.

Equilibrando trabalho, vida e ativismo

Equilibrar trabalho, vida e ativismo é essencial para você, como mulher, manter seu bem-estar, perseguir seus objetivos e contribuir para mudanças positivas em sua comunidade e sociedade. Fazer malabarismos com as demandas de sua carreira, vida pessoal e ativismo pode ser desafiador, mas com intencionalidade e autocuidado, você pode encontrar harmonia e realização em todas as áreas de sua vida. Nesta seção, exploramos dois aspectos principais do equilíbrio entre trabalho, vida e ativismo: gerenciar metas e responsabilidades de carreira e engajar-se na justiça social e no ativismo, protegendo sua saúde mental.

Gerenciando metas e responsabilidades de carreira

Como mulher, gerenciar suas metas e responsabilidades profissionais requer planejamento cuidadoso, priorização e estabelecimento de limites para garantir que você possa perseguir suas aspirações profissionais e, ao mesmo tempo, manter um equilíbrio saudável entre vida pessoal e profissional.

-Estabeleça metas claras: comece definindo metas claras e alcançáveis que se alinhem com seus valores, interesses e pontos fortes. Se você deseja avançar em sua função atual, mudar de carreira ou buscar o empreendedorismo, ter uma visão clara do que deseja alcançar pode ajudar a orientar suas ações e decisões.

-Priorize o autocuidado: Priorize práticas de autocuidado que nutrem sua mente, corpo e espírito, mesmo em meio às demandas de sua carreira. Reserve um tempo para exercícios regulares, descanso e relaxamento para recarregar suas energias e evitar o esgotamento. Estabeleça limites com o trabalho para proteger seu tempo pessoal e manter um equilíbrio saudável entre vida pessoal e profissional.

-Procure suporte e orientação: busque apoio e orientação de colegas, mentores ou redes profissionais para ajudá-lo a navegar em sua jornada de carreira. Cerque-se de pessoas que acreditam no seu potencial e podem oferecer orientação, incentivo e oportunidades de crescimento.

-Defenda-se: defenda-se no local de trabalho, defendendo suas necessidades, interesses e aspirações. Negocie uma remuneração justa, oportunidades de progresso e acomodações que apoiem seu bem-estar e sucesso. Não tenha medo de se afirmar e defender seu valor e valor como mulher no local de trabalho.

Envolvendo-se na justiça social e no ativismo enquanto protege a saúde mental
Envolver-se na justiça social e no ativismo é uma maneira poderosa para você, como mulher, defender a igualdade, a justiça e a

mudança positiva em sua comunidade e sociedade. No entanto, é importante priorizar sua saúde mental e bem-estar ao se envolver no ativismo para prevenir o esgotamento e sustentar seu compromisso de longo prazo com a justiça social.

-Estabeleça limites: estabeleça limites em torno de seu trabalho de ativismo para proteger sua saúde mental e evitar sobrecarga. Estabeleça limites para a quantidade de tempo e energia que você dedica ao ativismo e priorize práticas de autocuidado que reabasteçam sua energia e evitem o esgotamento.

-Pratique a autocompaixão: Pratique a autocompaixão e o autocuidado para nutrir seu bem-estar emocional em meio aos desafios do trabalho de ativismo. Reconheça suas limitações e vulnerabilidades e seja gentil e compreensivo consigo mesmo quando passar por contratempos ou dificuldades.

-Procure apoio: procure apoio de outros ativistas, amigos, familiares ou profissionais de saúde mental quando precisar. Cerque-se de uma comunidade de apoio que entenda os desafios únicos do ativismo e possa oferecer empatia, validação e incentivo.

-Faça pausas: Faça pausas no trabalho de ativismo quando precisar recarregar e repor suas energias. Participe de atividades que lhe tragam alegria e relaxamento, seja passar tempo com seus entes queridos, praticar hobbies ou desfrutar da natureza.

-Concentre-se no impacto: concentre-se no impacto e na importância do seu trabalho de ativismo, em vez de ficar atolado pelo perfeccionismo ou por expectativas irrealistas. Comemore seus sucessos e marcos ao longo do caminho e reconheça as contribuições que você está fazendo para mudanças positivas em sua comunidade e sociedade.

Equilibrar trabalho, vida e ativismo é essencial para você, como mulher, manter seu bem-estar, perseguir seus objetivos e contribuir para mudanças positivas em sua comunidade e sociedade. Ao gerenciar seus objetivos e responsabilidades de carreira com intencionalidade e autocuidado, e se engajar na justiça social e no ativismo enquanto prioriza sua saúde mental, você pode encontrar harmonia e realização em todas as áreas da sua vida. Lembre-se de estabelecer limites, praticar a autocompaixão, buscar apoio quando necessário e comemorar suas contribuições para mudanças positivas ao longo do caminho.

Conclusão

Ao chegar ao final desta jornada explorando o autocuidado emocional das mulheres negras, reserve um momento para refletir sobre seu progresso e crescimento e reafirme seu compromisso com seu bem-estar emocional contínuo.

Refletindo sobre o progresso e o crescimento

Ao longo desta exploração, você se aprofundou em vários aspectos do autocuidado emocional, desde a compreensão da importância da resiliência e do empoderamento até a prática de rituais de autocuidado e o equilíbrio entre trabalho, vida e ativismo. Você tomou medidas para se fortalecer com sua herança cultural, cultivar a confiança e a assertividade e se envolver na justiça social e no ativismo, ao mesmo tempo que protege sua saúde mental. Ao longo do caminho, você enfrentou desafios, abraçou a resiliência e comemorou suas vitórias, grandes e pequenas.

Reflita sobre o quão longe você avançou em sua jornada de autocuidado emocional. Considere os insights que você obteve, os hábitos que cultivou e as barreiras que superou. Comemore seu crescimento e resiliência, reconhecendo o progresso que você fez ao priorizar seu bem-estar e nutrir sua mente, corpo e espírito.

Comprometendo-se com uma jornada contínua de autocuidado emocional

Ao concluir esta jornada, comprometa-se novamente com sua jornada emocional contínua de auto-carro. Reconheça que o autocuidado não é um destino, mas uma prática vitalícia de autodescoberta, crescimento e renovação. Continue a priorizar o seu bem-estar, reservando tempo para rituais de autocuidado, estabelecendo limites e buscando apoio quando necessário.

Comprometa-se a nutrir sua resiliência e capacitação, extraindo força de sua herança cultural e comunidade e defendendo suas necessidades e direitos. Abrace a autocompaixão e o amor próprio, reconhecendo seu valor e valor inerentes como mulher. E lembre-se de que você não está sozinho nesta jornada – cerque-se de redes de apoio e aliados que o elevem e capacitem ao longo do caminho.

Para encerrar, saiba que seu compromisso com o autocuidado emocional é um ato radical de amor próprio e empoderamento. Ao priorizar seu bem-estar e nutrir sua mente, corpo e espírito, você não apenas transforma sua própria vida, mas também contribui para mudanças positivas em sua comunidade e sociedade. Abrace o poder do autocuidado como uma ferramenta para resiliência, cura e libertação, e continue a brilhar intensamente sua luz enquanto você navega na jornada que tem pela frente.